APPRÉCIATION

PHILOSOPHIQUE ET LITTÉRAIRE

DE LA

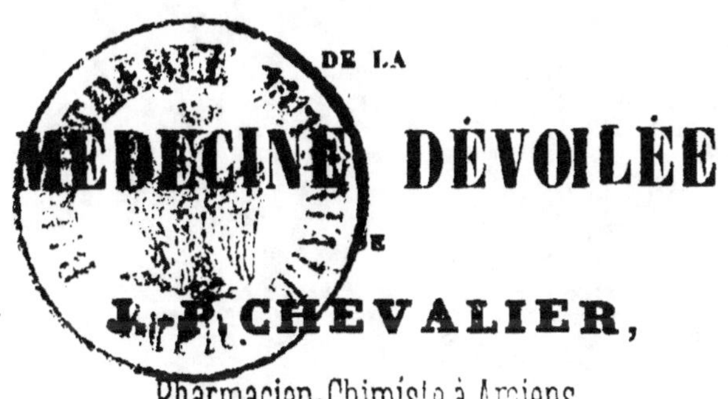

MÉDECINE DÉVOILÉE

DE L. P. CHEVALIER,

Pharmacien-Chimiste à Amiens,

PAR

GUSTAVE DORIEUX,

CO-RÉDACTEUR DU BITERROIS, DE L'ÉTOILE DE LA SOMME, etc.

AUTEUR DE PLUSIEURS OUVRAGES LITTÉRAIRES.

Connais-toi toi-même.

THALÈS.

30 centimes.

—

PARIS.

Ledoyen, libraire-éditeur, 31, Galerie d'Orléans (Palais-Royal).

1845.

Au milieu des modifications diverses que subissent les choses de ce monde, il semble que la science devrait être au moins à l'abri des variations continuelles qui dénotent peu de stabilité dans nos principes : il n'en est rien, cependant. La médecine, par exemple, quoiqu'une foule d'hommes instruits et du plus grand mérite l'aient étudiée et professée, laisse néanmoins notre esprit dans l'incertitude de l'efficacité de ses remèdes. La faute n'en est point à la nature ; mais à des doctrines hasardées et acceptées avec trop de confiance : elles n'ont leur raison d'être que parce qu'elles ont été enseignées par des praticiens qui s'étaient fait une grande réputation parmi leurs clients. La médecine, qui fut d'abord basée sur l'expérience, devint bientôt un art conjectural et systématique, orné, il est vrai, de noms pompeux grecs et latins ; mais ces mots, dépouillés de leur élégance mystérieuse, ne soulagent en aucune manière le malade et ne servent qu'à lui faire négliger les plus simples précautions.

C'est en torturant des millions d'animaux que des savants, aveuglés par le préjugé vulgaire, ont voulu découvrir le principe vital qui nous anime, dirige nos mouvements et coordonne les rouages de l'organisation humaine ; c'est dans les plus atroces convulsions de la douleur et le râle même de la mort qu'ils ont prétendu trouver ce calme des sens qui amène la joie et la plénitude de la santé : cette étude barbare et insensée ne fait qu'endurcir ceux qui se sont consacrés à soulager les maux de leurs semblables. La vie et la mort, la douleur et le plaisir sont séparés par une obscurité profonde qu'aucune lumière ne peut dissiper ; c'est un secret que Dieu s'est réservé et dont l'orgueil humain ne pourra jamais se rendre compte.

Étudions notre nature, nos passions, nos faiblesses, si nous voulons trouver le moyen de nous guérir ; étudions-nous en pleine santé, lorsque nous jouissons de toutes nos facultés, si nous désirons faire disparaître les désordres momentanés de notre complexion. N'allons point chercher indistinctement les remèdes nécessaires à nos maux dans tous les objets qui nous entourent.

comme si nous avions avec eux une analogie si frappante que nous pussions nous conserver par les mêmes précautions qui les font exister !

En effet, dans les êtres organisés, les mêmes causes produisent des effets différents suivant leur nature. Voyez ce parterre émaillé de fleurs innombrables, elles sont nuancées de diverses couleurs, quoiqu'elles ne reçoivent leur seul et même suc nourricier que de l'eau pure des cieux. Examinez une multitude d'animaux que la même alimentation soutient ; elle produit cependant des résultats diamétralement opposés dans leur instinct, leur carnation et leur pelage. C'est donc une erreur, une grave erreur qui a coûté la vie à une multitude incalculable d'individus, que d'aller chercher dans l'agonie des animaux le secret de recouvrer la santé : aucune ressemblance positive n'existe entre les divers objets de la création.

Chaque race a différents moyens de réparer les désordres momentanés survenus dans son organisation, et ces moyens sont toujours à sa portée. C'est ainsi qu'en tout temps procéda, pour l'espèce humaine, la médecine curative. Ses remèdes étaient simples, faciles à trouver, et ses guérisons si miraculeuses, qu'on les attribuait souvent à l'intervention d'une divinité. Hippocrate, Celse, Galien, et tous les grands médecins modernes, n'avaient point de système médical formulé arbitrairement. Ils étudiaient les perturbations insensibles de l'économie animale, et, non contents de sonder le physique, ils faisaient aussi attention aux travaux auxquels s'appliquait le malade, à son âge, à sa position sociale : ils allaient même jusqu'à tenir compte des chagrins, des craintes qu'il pouvait éprouver, effets qui portent naturellement le trouble dans nos facultés physiques et morales.

Pour un habile praticien, les maladies son écrites sur le visage de la personne indisposée. En effet, considérez un homme plein de santé : tous ses organes fonctionnent avec facilité ; ses yeux sont brillants ; son teint est frais et vermeil ; sa voix sonore ; ses mouvements, naturels. Mais une indisposition vient-elle à le frapper, alors, comme la fleur piquée par un insecte destructeur se décolore et finit par se faner ; de même, il perd

sa fraîcheur, ses forces, la vie enfin, si on ne se
hâte de combattre le mal qui le dévore. Voilà ce
qu'un médecin devrait étudier avec cette cons-
tance qui fait le vrai savant. Il pourrait dire, à
l'aspect de symptômes alarmants, si c'est le foie,
ou la rate, ou le cœur qui est attaqué. Il reconnaîtrait
les ravages d'humeurs trop abondantes, ou un sang
épais gêné dans sa circulation et fatigant tous les
viscères. Cette connaissance, indispensable même
au plus habile praticien, lui fournirait des moyens
faciles pour guérir des maladies qui, aggravées
par des drogues mélangées et administrées im-
prudemment, laissent bientôt peu d'espoir que la
nature conservera assez de force pour sauver le malade ; ce qui a fait dire bien souvent que le meilleur
remède, dans certaines maladies, était de s'en passer.

Un prince allemand vint un jour trouver Boerhaave pour le consulter. Après avoir examiné la
physionomie et compté les pulsations du pouls de
son malade, le célèbre médecin, quoiqu'il ne lui
eût fait aucune question, lui dit que la cure serait
longue, parce que les symptômes qu'il découvrait
sur son visage l'avertissaient que trois des princi-
paux viscères étaient attaqués, ce qui demandait
trois traitements différents avant de songer à une
entière guérison. Boerhaave ne se trompait pas sur
les indices physiologiques qui lui faisaient connaî-
tre le danger que courait son malade ; mais sa
science surmonta toutes les difficultés, et il réussit
dans cette cure, impossible pour tout autre.

Aujourd'hui, on a singulièrement aplani l'étude
de la médecine. Sans faire attention au tempérament d'un individu, sans observer s'il est
bilieux, flegmatique ou sanguin, on applique, suivant le système adopté par le praticien, le même
remède pour des maladies absolument différentes.
L'un nous dit que le sang est la cause de tous les
désordres du corps humain, et il ordonne des sai-
gnées excessives. Sans doute, l'homme sanguin peut
s'en trouver bien ; mais l'homme chargé de grosses
humeurs s'en trouve mal. Comme un marais abandonné des eaux vives qui empêchaient la putréfac-
tion de son dangereux limon, le corps privé du
véhicule sanguin tombe dans une atonie mortelle,
et la personne meurt souvent d'hydropisie ou
tombe en paralysie. L'autre veut traiter ses ma-

lades avec des échauffants, et il ne s'aperçoit pas qu'il développe de dangereux instincts qui finissent par conduire ceux qui ont eu confiance dans sa doctrine, à la pulmonie ou à des gastrites incurables. Cet autre n'a foi que dans les purgatifs, et par cette méthode exclusive, il trouble les digestions et relâche tout le système nerveux, en occasionnant une perturbation générale de l'organisme.

Ce n'est point par ces prescriptions arbitraires et hasardées que la nature répare les désordres momentanés de notre complexion ; mais c'est par des remèdes bienfaisants, remèdes qu'elle a mis partout à nos pieds, qu'elle pare à tous ces inconvénients.

« Pour jouir d'une bonne santé, — disait Nour-
» chivan, roi de Perse, à un médecin nommé
» Chosrew, nouvellement arrivé à sa cour — j'ai
» trois recettes faciles : j'évite tout excès de ta-
» ble, je n'use point de liqueurs fortes, et je
» prends un exercice modéré. »

« Mes services vous sont entièrement inutiles, —
» lui répondit Chosrew — il n'y a que les hom-
» mes qui ne peuvent dompter leurs appétits
» sensuels qui ont recours à ma science. »

Profitons de ces conseils, et nos maladies ne seront plus que de simples indispositions, faciles à guérir en suivant les indications mêmes de la nature.

Malgré l'entraînement de la mode et l'empire de l'habitude, consacrés par de grands noms, il se trouve cependant des hommes consciencieux et d'un profond savoir qui, dans l'intérêt de leurs concitoyens, n'ont point sacrifié sur l'autel de l'opinion, cette reine du monde souvent si dégradée. Parmi eux se distingue avantageusement M. Chevalier, pharmacien-chimiste à Amiens. Cet homme probe, juste, doué de connaissances variées, s'est porté comme champion de cette médecine qui, pour traiter un malade, s'assied au chevet de son lit et étudie tous les progrès du mal avant de le combattre par les lumières que lui fournissent sa science et son expérience. Il repousse énergiquement tous ces remèdes formulés de la même manière et destinés à guérir aveuglément les diverses maladies du corps humain. Son sentiment est que chaque tempérament demande un traitement particulier et spécial, et que c'est au médecin à savoir distinguer les symptômes des maux qui portent le trouble dans l'économie animale.

L'amour de l'humanité conduit la plume de M. Chevalier ; aussi écrit-il avec verve et enthousiasme : on voit qu'il voudrait, pour ainsi dire, nous inculquer la vérité, malgré la ténacité que nos préjugés mettent à la repousser. Sa plus grande préoccupation est de nous inspirer cet amour du bien, sans lequel les plus beaux talents ne sont que corruption. Profond dans ses conseils, il nous rappelle aux lois immuables de la nature, pour faire germer dans nos cœurs ces sentiments de bienveillance qui peuvent seuls nous éloigner de ce cruel égoïsme qui sacrifie l'intérêt général à l'avantage d'une coterie, et détruit l'avenir de la postérité pour des exigences passagères. Avouons cependant que l'indignation que M. Chevalier éprouve à la vue des erreurs de ses semblables, l'emporte quelquefois plus loin que ne le demande le triomphe de sa cause, et plus de modération le conduirait à un résultat aussi satisfaisant. En effet, la prépondérance que la force de la vérité lui donne sur ses adversaires finit par blesser la susceptibilité de certains amours-propres. On sent qu'on a tort ; on serait presque disposé à en convenir ; mais l'orgueil humilié se révolte en pensant que, jusqu'à la dure remontrance qu'on vient de recevoir, on était dans l'erreur. Pour ne point être regardé comme un sot, on soutient, jusqu'à l'obstination de la démence, une opinion que l'on sait intérieurement être fausse. En démontrant les droits de la vérité, M. Chevalier peut donc s'attendre à une lutte longue et opiniâtre ; mais comme ses intentions sont pures et nobles, elles lui mériteront, sans aucun doute, la reconnaissance de ses concitoyens et les éloges de la postérité.

Voyez, par exemple, avec quelle chaleur, quelle indignation il attaque la vaccine qui, au lieu des beaux résultats qu'elle promettait, est devenue presque une calamité pour l'espèce humaine. Cette découverte, en effet, était précieuse, par cela même qu'elle se présentait pour aider la nature qui, dans sa sollicitude maternelle, a toujours soin de réparer les défectuosités que ses ouvrages éprouvent par la faute et les erreurs des hommes ; mais l'application en a été mal dirigée, parce qu'on n'a point su juger physiologiquement les propriétés de la vaccine sur le corps humain.

Pendant la gestation, l'enfant se nourrit quelquefois de sucs malsains ; mais il n'a pas plus tôt vu le jour, que la nature travaille, par le jeu combiné des organes du nouveau-né, à expulser ces matières dangereuses, et à établir un équilibre parfait dans les rouages compliqués de son organisation. Si elle n'y parvient pas entièrement, il reste dans l'enfant un germe de maladies pernicieuses qui, par la suite, viennent l'assaillir lorsqu'il est adulte, et se présentent alors avec un plus grand danger pour se n existence. Telle était notre situation normale, lorsque l'inoculation fit espérer la destruction totale de ce ferment impur qui se développe presque toujours pendant la jeunesse, sous le nom de petite vérole, et qui, surtout depuis la découverte de l'Amérique, a reçu une nouvelle complication et vient cruellement affliger l'humanité. Le vaccin, par une sorte de fermentation du corps, expulse les mauvaises humeurs et le rend à son état naturel. Malheureusement, le bien, par la fragilité inévitable de toutes choses, devient souvent un mal inattendu, lorsque l'ignorance, la cupidité ou la négligence, corrompent la pureté de sa source. La vaccine, par la manière dont elle est administrée aujourd'hui, s'est changée en un fléau public ; au lieu de nous inoculer la santé, elle nous insinue dans les veines des maladies hideuses et incurables.

En effet, lorsqu'un enfant d'un tempérament malsain reçoit du vaccin d'un individu d'une santé brillante, l'épuration est bénigne, certaine et complète ; sa constitution s'améliore sans crainte de fâcheux retour, pourvu cependant qu'on l'éloigne ensuite de tout nouveau contact dangereux : c'est une greffe excellente qui bonifie des fruits amers et sauvages. Mais il faut l'avouer, il n'en est pas toujours ainsi ; et, par une négligence trop naturelle à l'homme, on voit des médecins inoculer des enfants d'une excellente santé avec du vaccin pris sur des enfants dont les parents ont des humeurs froides, cancéreuses ou dont le sang est vicié par la syphilis : il y a plus ; souvent le vaccin, par une paresse coupable de l'opérateur, est trop vieux et se trouve corrompu. En l'inoculant aux nouveaux-nés, on leur insinue un ferment putride très dangereux, qui amène le typhus, des fièvres inflammatoires et même la mort. Si leur bonne constitution fait surmonter aux enfants ces maladies, la petite vérole, qu'on croyait expulsée, se déclare plus tard dans ces corps viciés, parce que le vaccin qu'on a employé, loin d'avoir une vertu curative, produit des effets plus désastreux encore que ceux qu'on voulait prévenir. Voilà comment les découvertes les plus utiles, en passant par des mains inhabiles, finissent par être corrompues dès leur origine et produisent un mal immense au lieu du bien qu'on en attendait ! En voyant les résultats miraculeux d'inoculation qui avaient rassuré les populations effrayées de l'apparition de la syphilis, on ne pensait point que cet espoir allait s'évanouir en grande partie.....

M. Chevalier, en dévoilant les abus de la vaccine, a donc rendu un service inappréciable à la société, parce que ce service sera de tous les temps et de tous les lieux. Mais ce n'est pas assez d'avoir protesté contre la manière d'opérer de la plupart des médecins, son honneur l'oblige à faire tous ses efforts pour rectifier ces aberrations de la science. Pour nous, intimement convaincu des hautes connaissances de M. Chevalier, nous souhaitons et nous espérons qu'il reconnaîtra aussi l'utilité véritable de la vaccine, et que, dans l'intérêt de l'humanité, il adressera ses réclamations à l'Académie de Médecine de Paris, et lui demandera au nom de l'enfance, au nom de la patrie, au nom de l'humanité entière, que le conseil de salubrité établi dans les villes et les chefs-lieux de canton, désigne le médecin *exclusivement* chargé de vacciner les enfants de chaque localité, et qu'il veille avec la plus sévère sollicitude à ce que le vaccin soit pur, nouvellement recueilli et doué enfin des qualités propres à restaurer la santé des enfants attaqués par un vice destructeur, devenu presque général, et non à leur apporter le germe de nouvelles maladies qui, plus tard, les conduiront à une mort cruelle.

M. Chevalier ne se contente pas de stigmatiser du sceau de la réprobation la vaccine, il poursuit encore de ses sanglants sarcasmes la proposition de M.

Auzias-Turenne, d'inoculer la syphilis afin de la guérir radicalement. Sans doute, ce remède extraordinaire, devenu, hélas ! peut-être nécessaire aux hommes déjà viciés, fait bondir le cœur et inspire le dégoût ; mais s'il pouvait produire le rajeunissement de l'espèce humaine, il faudrait, quoiqu'en baissant les yeux, l'accueillir avec reconnaissance.

La discussion de la seconde partie de la proposition de M. Auzias-Turenne n'est susceptible d'aucune conclusion satisfaisante. J'adopte qu'on guérisse un malade de la syphilis, en excitant une violente réaction et en expulsant les mauvaises humeurs ; mais il y aurait trop de bonhomie à croire qu'on puisse *pour toujours* empêcher les suites funestes de la débauche en inoculant le mal vénérien. Un homme parfaitement sain peut gagner cette cruelle maladie très facilement ; et malgré des traitements réitérés et violents, il se verra menacé de ses cruels retours, s'il a l'imprudence de fréquenter de nouveau des femmes de mauvaise vie. Dans cette partie de sa polémique, M. Chevalier a un champ vaste ouvert à sa critique, et il y a même un peu de malice de sa part à terrasser un adversaire sur le terrain glissant où il s'est placé, pour engager une discussion que tout homme sensé regardera comme impossible.

Dans les premiers âges du monde, les corps étaient sains et exempts de cette dangereuse maladie que nous avons appelée syphilis ; mais aujourd'hui, pourrait-on en dire autant ? Non, sans doute. Ce cruel fléau a pénétré partout ; il a envahi la chaumière du pauvre comme le palais des rois : les sages, comme les libertins, sont ses tributaires, et on est forcé de dire qu'une grande partie de nos maladies est due à la présence de son levain pernicieux. J'en appelle à M. Chevalier lui-même, et il sera obligé de convenir avec douleur que sa propre expérimentation lui a fait reconnaître que les humeurs froides, les cancers, les chancres, sont aujourd'hui très communs et infectent particulièrement les campagnes, où les secours sont moins faciles que dans les villes. Il serait donc à souhaiter qu'on trouvât quelque moyen pour épurer des *corps souillés* soit par la débauche, soit par des maladies héréditaires. Après y avoir mûrement

réfléchi, je pense que le remède de M. Auzias-Turenne, *prudemment administré et en secret*.
peut atteindre ce but, désirable pour le salut des
familles mêmes.

Qu'un jeune homme entre chez M. Chevalier et
lui tienne le discours suivant; après un moment
d'hésitation, je crois que cet homme instruit et
d'une philosophie pratique ne reculerait plus de-
vant un spécifique qu'il désapprouve maintenant,
s'il reconnaissait que son emploi peut soulager
l'humanité souffrante.

« Monsieur, — lui dirait ce jeune homme —
» j'ai ressemblé à un grand nombre de ceux de
» mon âge. Ma jeunesse a été orageuse; et la vio-
» lence de mes passions, m'aveuglant sur le dan-
» ger, m'a empêché de soigner ma santé. La natu-
» re offensée m'a cruellement puni : des palliatifs,
» il est vrai, m'ont guéri momentanément; mais
» le jugement, formé par l'âge et les déceptions .
» me fait sentir que le mal, comprimé par l'éner-
» gie de mes facultés, par une santé de fer, se dé-
» veloppera plus tard avec une fureur plus active.
» et m'accablera de maux innombrables. Je vous
» prie de me dire, Monsieur, si vous ne connaissez
» pas de remède qui puisse épurer ma consti-
» tution et me faire, si je puis m'exprimer ainsi .
» un nouveau corps, débarrassé du virus dange-
» reux qui, je le sens, pareil au serpent caché sous
» l'herbe, circule lentement dans mes veines, corro-
» de les parties nobles et me prépare un cruel avenir ?

Je pense qu'alors M. Chevalier, en homme sage
et philanthrope, n'hésiterait pas à lui répondre
en ces termes :

« Je vous avoue, Monsieur, que je connais un
» moyen efficace, mais qui, en même temps, peut
» effaroucher la pudeur : ce serait de développer.
» par l'inoculation de la syphilis même, le mal
» encore endormi, de le forcer à se montrer et
» de l'attaquer ensuite par tous les moyens éner-
» giques que connaît la médecine curative. Je
» vous promets un succès complet, *si cependant*
» *il n'est pas déjà trop tard*, et je compte vous
» rendre un corps aussi pur, aussi sain que si
» vous ne vous étiez point abandonné à vos pas-
» sions désordonnées. »

« Monsieur, —répartirait alors ce jeune homme

» — mon désir ardent d'oublier jusqu'à la trace
» de mes égarements me fait accepter votre pro-
» position avec joie. Et puis, — ajouterait-il peut-
» être — un argument victorieux en faveur de ma
» demande. c'est que je suis sur le point de me
» marier. Je ne veux donc point exposer ma
» femme à périr plus tard dans d'horribles souf-
» frances. ni léguer à mes enfants une vieillesse
» anticipée et torturée par les infirmités. »

Envisagée sous ce point de vue, je pense que M
Chevalier se donnera la peine d'examiner phi-
losophiquement la première partie de la proposition de M. Auzias-Turenne, et je crois qu'après
l'avoir mûrie et fait passer au creuset d'une critique sévère, il finira par la regarder comme
utile à toutes les classes de citoyens. mais particulièrement à celle qui, par la modicité de sa
fortune, a besoin de recourir, dans certaines
circonstances, à l'humanité des hommes qui se
consacrent à améliorer sa triste position. Faute de
ressources pécuniaires, elle laisse trop souvent
empirer le mal de manière à le rendre incurable.

Que M. Chevalier continue ses travaux phi-
lanthropiques. et on le regardera toujours, et avec
raison. comme le véritable ami du pauvre, dont
il s'est sans cesse montré le protecteur. Il trou-
vera sa récompense dans le bien qu'il fera ; et,
par la satisfaction que lui procurera sa conscience,
il sentira que le plus grand bonheur de l'honnête
homme est de secourir son semblable. (1)

Amiens, Mai 1855.

1, *La Médecine dévoilée*, ou Examen critique de la science médicale et démonstration de la nécessité de recourir
aux enseignements de la nature qui ont servi de base aux
sages doctrines d'Hippocrate, par J.-P. CHEVALIER, Pharmacien-Chimiste à Amiens, Membre de plusieurs Académies
et Sociétés savantes. -- En vente à Paris, chez Ledoyen, libraire, 31, galerie d'Orléans (Palais-Royal), à Saintes (Cha-
rente-Inférieure), chez Fontanier, libraire éditeur. On sous-
crit aussi à Béziers, chez M. Bénézech, libraire, place des 3,6 ;
et aux bureaux du *Biterrois*.

Béziers, imp. Bertrand.

9 782329 623481